AF377282

DE L'HOMOLOGIE

QUI EXISTE ENTRE LES

ORGANES GÉNITAUX

INTERNES

Chez l'Homme et la Femme

Par le Docteur

Louis-Stéphane-Eugène PELLETIER

ANCIEN EXTERNE DES HÔPITAUX DE LYON
Élève du service de santé militaire
Mention très honorable au concours pour le prix de troisième année
Faculté de médecine de Lyon. — Juillet 1880.

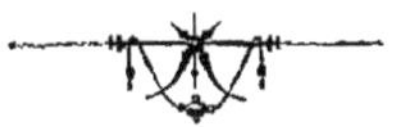

LYON

IMPRIMERIE A. WALTENER ET Cie
14, RUE BELLECORDIÈRE, 14

1881

TABLE DES MATIÈRES

ET

PLAN GÉNÉRAL

	Pages
INTRODUCTION	5
ÉTUDE EMBRYOGÉNIQUE de l'Appareil génital interne dans les deux sexes	11
CHAPITRE I. — Du Corps de Wolff ou Rein primitif	13
A — Anatomie descriptive du Corps de Wolff	13
B — Physiologie du Corps de Wolff	17
C — Développement du canal du Corps de Wolff	18
D — Développement de la portion glandulaire du Corps de Wolff	26
E — Quelques mots sur le Rein primitif	32
CHAPITRE II. — Développement du Canal de Müller	33

CHAPITRE III. — De l'évolution de la glande génitale primitive vers le type mâle ou vers le type femelle.................. 37

IV. — Tableau résumant le développement de l'appareil génital interne chez l'homme. 44

V. — Tableau résumant le développement de l'appareil génital interne chez la femme. 45

VI. — 1° Schéma de l'homologie des organes génitaux internes dans les deux sexes; 46

2° tableau homologique des organes génitaux internes de l'homme et de la femme......................... 47

INDEX BIBLIOGRAPHIQUE.................. 49

INTRODUCTION

De l'homologie qui existe entre les organes génitaux internes chez l'homme et la femme

« *De l'homologie qui existe entre les organes génitaux internes chez l'homme et la femme,* » tel est le sujet de la thèse inaugurale que nous avons l'honneur de soumettre à la bienveillance de nos juges.

Nous avons dit *Homologie* et non *Analogie;* aussi, avant de commencer notre étude, devons-nous nous expliquer clairement sur la valeur respective et phraséologique de chacune de ces deux expressions.

En Anatomie, on entend par analogie, au point de vue philosophique du mot, le point de comparaison que l'on peut établir entre deux organes qui ont été dévolus aux mêmes usages ou qui exécutent les mêmes fonctions. C'est ainsi, par exemple, que les branchies du poisson, l'appareil trachéal de l'insecte et les poumons de l'homme, sont des organes analogues dans des types sériaires différents. Ajoutons que souvent, les organes dits analogues présentent encore, considérés morphologiquement, une assez grande similitude de forme.

L'Homologie, au contraire, est la relation anatomique que la méthode permet de concevoir entre deux organes, non pas en raison de leur ressemblance morphologique ou fonctionnelle, mais essentiellement parce qu'il y a similitude d'origine embryogénique entre ces deux organes, qu'ils sont soumis aux mêmes lois de développement, ou bien qu'ils présentent à considérer des connexions anatomiques identiques.

C'est ainsi, par exemple, qu'on pourra dire que l'Ovaire chez la femme est l'*homologue* du Testicule chez l'homme, puisque tous les deux, en effet, se développent aux dépens de la glande sexuelle primitive, même rudiment commun placé sur le côté interne du corps de Wolff et recouvert par l'épithélium germinatif de Waldeyer; et que l'aile chez l'oiseau est l'*homologue* du bras chez l'homme, puisque l'aile de l'oiseau et le bras de l'homme représentent tous deux le membre supérieur dans l'évolution ultérieure de l'embryon de chacun de ces deux êtres.

Enfin, pour accentuer encore davantage la différence déjà si nette et si tranchée qui existe, dans le langage de l'Anatomie philosophique, entre l'*Analogie* et l'*Homologie*, disons que des organes homologues ne sont pas du tout analogues, et qu'il ne viendra jamais à l'idée de personne de considérer l'aile de l'oiseau et le bras de l'homme, qui sont *homologues*, comme des organes pouvant présenter entre eux l'ombre d'une analogie quelconque.

Dès lors, il est facile de comprendre l'erreur dans laquelle tombaient fatalement les anciens anatomistes, quand pour établir des homologies entre des organes, ils ne se basaient uniquement que sur des ressemblances de forme et de fonction, c'est-à-dire sur de simples analogies : et c'est pour cette raison que l'illustre chef de l'école de la philosophie anatomique française, Et. Geoffroy Saint-Hilaire, prenant toujours comme point de départ dans ses études comparatives les organes complètement développés de l'adulte, devait forcément aboutir à l'établissement de fausses homologies.

Partant de là, comme on pensait alors avec ce savant que toutes les parties de l'appareil reproducteur se répètent d'un sexe à l'autre ; en comparant les fonctions de ces parties, on trouvait de part et d'autre des organes destinés :

1° A produire les éléments reproducteurs : *Ovaire = Testicule.*

2° A conduire ces éléments dans des réservoirs : *Trompe = Canal déférent.*

3° A conserver ces éléments pendant un certain temps : *Utérus = Vésicules séminales.*

4° Enfin des canaux destinés à les expulser au dehors : *Vagin = Canaux éjaculateurs.*

Eh bien, dans toute cette série homologique dont la conception fait du reste honneur au grand esprit de généralisation qui l'a établie, en dépit de la ressemblance fonctionnelle des organes, il n'y a que le premier terme qui soit vrai, celui qui donne l'Ovaire comme étant l'homologue du Testicule ; tout le reste est faux et erroné.

Nous verrons bientôt, dans le cours de ce travail, quelles sont les Homologies entre l'appareil génital interne mâle et l'appareil génital interne femelle, que l'on peut établir d'une manière précise : mais, comme la chose serait absolument impossible à réaliser, sans le secours des nombreuses données fournies par l'Embryologie et l'Anatomie comparée, nous prévenons le lecteur que nous en userons largement.

Nous ajouterons aussi, qu'en raison du peu de temps dont nous pouvions disposer, et par suite de la rapidité extrême avec laquelle nous avons dû mener ce travail à bonne fin, nous ne nous dissimulons pas qu'il n'est point à l'abri de toute critique ; mais s'il contient encore plus d'une imperfection et plus d'une lacune, nous croyons pouvoir affirmer qu'il n'y subsiste aucune erreur.

Avant de terminer ce préambule, qu'il nous soit permis de remercier sincèrement M. le professeur Renaut, des nombreux et utiles documents que nous avons puisés dans son cours d'Anatomie générale fait à la Faculté de médecine de Lyon pendant le semestre d'été de l'année scolaire 1878-1879.

Nous le remercions d'abord à ce titre, puis, pour l'honneur qu'il nous fait en voulant bien accepter la présidence de notre thèse.

Enfin, pour le plan général que nous avons adopté dans la description de notre sujet, nous pensons qu'il vaut mieux renvoyer le lecteur à la table générale des matières, au commencement du présent ouvrage.

Etude embryogénique de l'appareil génital interne dans les deux sexes

Pour bien comprendre les diverses étapes par lesquelles passe successivement l'appareil génital interne soit mâle, soit femelle, avant d'être définitivement constitué, et aussi afin d'éviter des redites inutiles, nous allons décrire, une fois pour toutes: 1º le corps de Wolff ou rein primitif, recouvert chez l'embryon par l'épithélium germinatif de Waldeyer ; 2º le canal de Müller, dépendance de ce même épithélium ; 3º l'évolution de la glande génitale primitive vers le type mâle ou vers le type femelle.

Commençons dès maintenant par le corps de Wolff.

CHAPITRE I

Du corps de Wolff ou Rein primitif

A. — Anatomie descriptive du corps de Wolff.

D'après les recherches de Coste, chez un embryon humain de trente jours, le corps de Wolff, encore appelé rein d'Oken et rein primitif (par opposition au rein définitif), se présente sous la forme de deux masses allongées d'apparence glandulaire, situées symétriquement de chaque côté de la colonne vertébrale, et dirigées suivant l'axe longitudinal du corps de l'embryon. A cette époque, qui est celle de son plus grand développement, le corps de Wolff occupe presque toute la hauteur de la cavité viscérale, non encore cloisonnée par le diaphragme.

En précisant davantage, on peut dire que le rein

primitif s'étend le long du rachis depuis la cinquième protovertèbre jusqu'à la chambre cloacale.

Vers le trente-cinquième jour paraît s'opérer la rétrocession de l'organe : en effet, à ce moment, le corps de l'embryon se développant de jour en jour davantage, le corps de Wolff qui ne le suit pas dans son accroissement, diminue, et il quitte la partie antérieure du fœtus, jusqu'à ce que la formation du diaphragme le refoule définitivement dans l'abdomen.

La couleur générale du corps de Wolff est d'un gris légèrement rosé ; et outre le tractus blanchâtre longitudinal externe qui contient dans son épaisseur les deux canaux de Wolff et de Müller, et la bandelette interne également blanchâtre qui formera bientôt la glande génitale, on distingue entre les deux la masse principale de l'organe qui représente le corps de Wolff, proprement dit.

Dans cette masse principale, on peut aussi reconnaître deux régions distinctes : une région supérieure ou sexuelle et une région inférieure ou urinaire.

Les tubes de la région sexuelle sont des tubes en cœcum et nous les verrons s'unir, chez l'homme, au testicule embryonnaire pour former l'épididyme ; chez la femme, à l'ovaire embryonnaire pour former le corps de Rosenmüller.

Les tubes de la région inférieure ou urinaire sont contournés et se terminent par des espèces de glomérules : nous les verrons constituer, chez l'homme, le corps de Giraldès et le Vas aberrans ; chez la femme, le Paraovaire.

Quant à la différence de coloration des tubes de la région supérieure et de la région inférieure, elle tient uniquement à la différence des épithéliums ; en effet, l'épithélium de la région supérieure du corps de Wolff, qui est clair, est un épithélium à cils vibratiles, tandis que l'épithélium de la région inférieure, qui est plus foncé, est un épithélium polyédrique.

Quant aux rapports que le corps de Wolff affecte avec les organes viscéraux, ils diffèrent suivant que la grande cavité thoraco-abdominale est ou n'est pas encore cloisonnée par le diaphragme.

Dans le cas où la cavité viscérale est unique, nous avons déjà dit plus haut que le corps de Wolff s'étendait de la région cervicale de l'embryon, ou mieux de la cinquième protovertèbre, à la chambre cloacale. En allant de haut en bas, il se trouve donc successivement en rapport avec la face postérieure du cœur et de la loge péricardique, avec la face postérieure des bourgeons pulmonaires, avec la face postérieure de la dilatation stomacale de l'intestin, avec le foie au-dessous duquel il passe, et enfin avec l'intestin, qui, dans le principe, est rectiligne.

Dans le cas, au contraire, où le développement du diaphragme formant cloison, a scindé la cavité viscérale en deux cavités distinctes, la cage thoracique d'une part, et la cavité abdominale de l'autre, le corps de Wolff se trouve par le fait de cette scission définitivement refoulé dans l'abdomen, et il présente alors à considérer trois rapports intéressants : en dedans avec les glandes génitales, en arrière avec l'organe uropoiétique résistant ou rein définitif, puis, toujours en arrière, avec les capsules surrénales dont l'accroissement progressif augmente à mesure que le rein primitif s'atrophie.

Au quarantième jour de la vie de l'embryon humain, l'atrophie du corps de Wolff semble complète : Toutefois, il ne faut pas croire qu'il est voué à la disparition, et dans l'un et l'autre sexe on retrouve des parties, derniers vestiges du rein primitif, qui entrent dans la composition du système générateur adulte.

Dans d'autres chapitres de ce travail, nous reviendrons sur cette intéressante question, et nous saurons quelles sont les destinées ultérieures de ces débris du corps de Wolff.

Mais avant de s'atrophier graduellement, il est un moment de son existence où le corps de Wolff, bien qu'occupant déjà la cavité abdominale, est un organe trop volumineux pour y résider sans qu'il y soit fixé par des ligaments solides. Il est recouvert par le péritoine qui lui forme une sorte de mésentère large et aplati. « A l'extrémité supérieure du corps « de Wolff, le péritoine forme un petit pli libre « recourbé en forme d'arc et s'étendant jusqu'au dia- « phragme pour se terminer par deux ou trois divi- « sions divergentes, C'est le *ligament diaphragma-* « *tique du corps de Wolff.* Un autre repli péritonéal « part du canal de Wolff à l'extrémité inférieure de « la glande, et va jusqu'à la région inguinale, c'est le « ligament inguinal du corps de Wolff. Ce ligament « constituera plus tard le *gubernaculum testis* ou le « ligament rond de l'utérus.

« Quant aux glandes sexuelles, dès qu'elles ont
« atteint un certain volume, elles s'isolent du corps
« de Wolff et ne lui sont plus rattachées que par un
« petit repli péritonéal *mesorchium* ou *mesova-*
« *rium.* » (Viault, thèse).

B. — *Physiologie du Corps de Wolff*

Les fonctions physiologiques du corps de Wolff
sont bien loin encore d'être élucidées : il paraît être
un organe d'épuration destiné à suppléer d'une
façon provisoire le rein définitif, et ce qui semble-
rait expliquer cette manière de voir, ce sont les
diverses raisons que nous allons énumérer : 1° à la
coupe, chez l'embryon, le rein primitif laisse exsuder
un liquide épais, lactescent, dans lequel Wolkmann
a presque toujours trouvé de l'acide urique qui est
un produit de désassimilation et d'excrétion ; 2° chez
certains poissons osseux, qui possèdent également
ce rein primitif, on a rencontré aussi de l'acide
urique ; enfin 3° au moment du développement du
rein définitif, nous avons vu le rein primitif, sans
toutefois disparaitre, finir par s'atrophier graduellement.

En somme, l'explication physiologique la plus
vraisemblable, c'est que le corps de Wolff est pro-
bablement une glande d'excrétion. En effet, d'après
l'observation de Bischoff, chez les têtards de gre-
nouille qui nagent presque continuellement, qui
absorbent beaucoup de nourriture, et qui, par conséquent, sont forcément soumis aux lois générales

de désassimilation de tout tissu vivant, les corps de Wolff existent seuls pendant longtemps.

C. — Développement du Canal de Wolff.

Nous savons que le rein primitif, arrivé à son entier développement, comprend deux parties parfaitement distinctes, l'une d'apparence glandulaire qu'on appelle le corps de Wolff, l'autre ayant la forme d'un canal longitudinal, c'est le canal du corps de Wolff ou plus simplement canal de Wolff.

Or, de ces deux parties, c'est le canal de Wolff qui se développe tout d'abord, car, en thèse générale, pour tous les organes glandulaires, le canal excréteur précède la glande ; et, de même que le canal de Müller précède l'ovaire, le canal de Wolff précède le corps de Wolff.

Le canal de Wolff est donc la partie du rein primitif qui se développe la première. C'est un long tube en cœcum situé, comme nous l'avons déjà dit, de chaque côté de la colonne vertébrale, et s'étendant de la cinquième protovertèbre à la chambre cloacale dans laquelle il débouche.

Quelle est l'origine du canal de Wolff, cet élément primordial du rein primitif? Pour élucider cette question difficile, et exposer clairement les diverses doctrines émises à ce sujet par un grand nombre de nos embryologistes modernes, il est nécessaire, croyons-nous, de rappeler brièvement la constitution du blastoderme.

Le blastoderme se compose de trois feuillets distincts : un feuillet externe encore appelé feuillet corné, épiblaste ou ectoderme ; un feuillet moyen ou feuillet intermédiaire, mésoblaste ou mésoderme; enfin en troisième lieu, un feuillet interne, appelé tour à tour feuillet glandulaire, feuillet intestinal, hypoblaste ou entoderme.

Le feuillet externe ou ectoderme est celui qui produit le tégument externe, c'est-à-dire l'épithélium stratifié de la peau et de la membrane séreuse enveloppante du fœtus ou amnios ; par une involution particulière, il forme aussi le tube médullaire. De plus, pour quelques embryologistes tels que His et Hensen et M. le professeur Renaut, l'ectoderme donnerait encore naissance au canal de Wolff. Nous en reparlerons du reste.

Le feuillet interne ou entoderme fournit, grâce à l'enveloppement qui détermine la cavité interne de l'embryon, l'écorce interne de celui-ci, l'épithélium de son futur canal intestinal. Par suite, le revêtement épithélial des nombreuses glandes annexes du tube digestif, le foie, le pancréas par exemple, émane de ce feuillet interne.

Le feuillet moyen ou mésoderme présente des transformations bien plus compliquées. Par un mécanisme néo-formateur, que nous n'avons pas à étudier ici, ses divers éléments peuvent évoluer, soit vers la fibre musculaire, soit vers la fibre nerveuse, soit vers la fibre élastique, soit vers la fibre connective ; en résumé, ils peuvent revêtir indifféremment toutes les formes du tissu conjonctif. Os, muscles, cartilages et tendons, cellules fixes de ces mêmes tissus, cellules indifférentes ou lymphatiques, globules sanguins dérivent du mésoderme.

Sur un embryon de poulet, déjà arrivé au deuxième jour de l'incubation, si l'on exécute une coupe faite perpendiculairement à l'axe du corps, on voit le feuillet moyen se subdiviser en deux lames : l'une, appelée lame fibro-cutanée ou musculo-cutanée ; l'autre, lame fibro-intestinale.

Latéralement, le feuillet moyen, ainsi subdivisé en deux lames, se comporte de la façon suivante : la lame supérieure ou fibro-cutanée accolée à l'ectoderme constitue la somato-pleure ; la lame inférieure ou fibro-intestinale accolée à l'entoderme constitue la splanchno-pleure. Entre la somato-pleure et la splanchno-pleure se trouve l'espace connu sous le nom de fente pleuro-péritonéale, et qui, une fois que le muscle diaphragme se sera complètement développé, formera la cavité pleurale d'une part et la cavité péritonéale de l'autre.

Quant à la partie centrale du feuillet moyen, elle reste indivise, en ce sens que la fente pleuro-péritonéale ne pénètre pas jusqu'à l'axe du corps de l'embryon ; mais cette partie centrale se partage pourtant en diverses formations qui sont : d'abord la corde dorsale, puis les masses vertébrales primordiales ou protovertèbres, et enfin, en dehors de ces masses, à peu près au niveau de la cinquième protovertèbre, un amas particulier, qui confine en dehors à l'extrémité interne de la cavité pleuro-péritonéale, amas auquel Waldeyer a donné le nom de *Germe uro-génital*.

Maintenant que nous avons revu sommairement le blastoderme et ses trois feuillets, exposons les di-

verses opinions des embryologistes, au sujet de la formation du canal de Wolff.

1° *Origine du canal de Wolff dans le mésoderme ou les dépendances de ce feuillet.*

D'après Remak et Kolliker, le canal de Wolff naî-
trait du mésoderme de la somato-pleure. Il paraîtrait
vers le milieu du deuxième jour sur le bord externe
des prévertèbres, immédiatement au-dessous de l'ectoderme, sous la forme d'un cordon plein qui plus
tard deviendra creux.

Schenk, Foster et Balfour, Kowalesky, Egli et
enfin Gasser dont les recherches sont les plus ré-
centes, bien qu'offrant dans leurs travaux des diver-
gences sur des questions de détails, sont tous unifor-
mément d'accord pour faire dériver le canal de Wolff
du feuillet moyen du blastoderme.

Waldeyer donne une description particulière de la
formation du canal de Wolff. Il lui assigne comme
point de départ cette portion du mésoderme que nous
avons déjà signalé sous le nom de *Germe uro-génital.*
Pour lui le germe uro-génital est l'origine de toutes
les parties essentielles des glandes urinaires et des
glandes génitales aussi bien mâles que femelles.

Mathias Duval partage également cette manière de
voir, et dit que ses observations personnelles sur des
coupes d'embryon de poulet, « semblent devoir lui
« faire considérer comme exacts les résultats publiés
par Waldeyer. »

Pour ces deux embryologistes, le canal de Wolff se

développe donc aux dépens du germe uro-génital :
mais comment se produit-il ?

« Le canal de Wolff commence à se produire par
« un petit bourgeon, par une saillie très peu accusée
« qui se montre, dès la vingt-quatrième heure de
« l'incubation, sur le bord supérieur ou dorsal du
« germe uro-génital. Cette saillie, en croissant, se
« joint à la partie voisine de la lame fibro-cutanée ;
« entre ces deux parties réunies, une petite place
« reste ouverte ; il s'y forme pour ainsi dire un trou,
« et ce trou marque la lumière du canal de Wolff. »
(Mathias Duval. Voir index bibliographique).

D'autres embryologistes, tout en admettant que le
canal de Wolff prenne naissance dans le mésoderme,
ont encore interprété son origine d'une autre façon ;
c'est ainsi que Goette et Rosemberg ont cru voir que,
chez les batraciens, le canal de Wolff se formait par
une invagination de la paroi même du cœlome, c'est-à-
dire de la paroi interne de la cavité pleuro-péritonéale ;
et Romiti, anatomiste italien, a publié en 1873 dans le
journal de Max Schutze, un travail où il dit avoir re-
trouvé le même mode de formation chez le poulet.

2° *Origine du canal de Wolff dans l'ectoderme ou feuillet externe du blastoderme.*

Pour Dursy, le cordon cellulaire, origine du canal
de Wolff, naît non pas du mésoderme de la soma-
topleure, mais de la substance même des protovertèbres.

Dans une première manière de voir, His avait fait

dériver le canal de Wolff d'une invagination ectodermique, mais il est revenu depuis sur cette allé-
gation, et il admet aujourd'hui la provenance du
canal aux dépens de la masse protovertébrale, dont les
cellules centrales viendraient, d'après lui, faire saillie
à l'angle supérieur et externe de l'embryon.

Hensen fait provenir le canal de Wolff d'une invagination longitudinale de l'ectoderme entre les
protovertèbres et le mésoderme latéral, sous la forme
d'un sillon qui plus tard se referme et se sépare de
l'ectoderme d'une façon tout-à-fait analogue à celle
dont se forme le cristallin.

Pour M. le professeur Renaut, voici comment les
choses se passeraient : (cours d'anatomie générale-
mois de Juin 1879).

« Dans un embryon de poulet, vers le deuxième
« jour de l'incubation, au moment de la formation
« du canal neural et de la cavité pleuro-péritonéale,
« il apparaît sous l'ectoderme primitif comme un
« nœud de cellules. Ce nœud, ou mieux cet îlot de
« cellules, qu'on peut désigner sous le nom d'îlot de
« Wolff et qui est le premier rudiment du canal de
« Wolff, doit être considéré comme une véritable
« invagination de l'ectoderme. Au commencement
« du troisième jour, cette invagination ectodermique
« s'est déjà complètement transformée en canal, grâce
« à l'espèce de pont de substance, de néo-formation,
« qui passe au-dessus de l'invagination ; et ce canal
« n'est autre que le canal de Wolff. »

Nous savons que le canal de Wolff finit par débou-
cher dans le cloaque ; or comme le cloaque est en

continuation directe avec l'ectoderme, le canal wolffien retrouve donc en cet endroit le tissu dont il émane, suivant M. le professeur Renaut ; aussi, fait-il à ce propos une fort judicieuse remarque : puisqu'il y a similitude de tissus, on peut établir, par ce fait, une certaine corrélation entre les fonctions de la peau et celles du rein. Rien d'étonnant alors à ce que dans une fièvre éruptive, telle que la scarlatine, par exemple, on puisse observer des accidents de néphrite.

Du reste, G. Pouchet, sans admettre cependant que le canal de Wolff dérive du feuillet externe, a très bien fait ressortir l'importance qui résulte, au point de vue de l'origine des kystes dermoïdes et pileux de l'ovaire ou du testicule, de la contiguité existant entre le canal de Wolff en voie de formation et le feuillet externe du blastoderme. On ne peut mieux faire que de rapporter textuellement ce qu'il a écrit à ce sujet : « Les cellules qui formeront le « corps de Wolff se trouvent à un moment très « reculé de la vie embryonnaire, en contact immé- « diat avec les cellules du blastoderme externe qui « doivent former plus tard l'épiderme d'où dérivent « les poils, et d'où dérivent également par l'épiderme « de la gencive, les dents. Qu'une seule cellule de « cet épithélium du blastoderme externe, qui con- « tient potentiellement des poils et des dents, se « trouve en contact avec le canal de Wolff et soit « entraînée par lui, elle se développera, pourvu « qu'elle trouve d'ailleurs les conditions favorables, « en formant des poils ou des glandes sudoripares ou

« sébacées, ou des dents. C'est une explication
« théorique, sans doute, mais qui montre l'intérêt
« qu'il y aurait à délimiter très exactement l'ex-
« tension et les rapports du corps de Wolff à son
« apparition. » (G. Pouchet. Consulter l'index bibliographique).

3º *De la progression du canal de Wolff dans les tissus de l'embryon.*

Quel que soit le processus évolutif qui ait présidé à
la formation du canal de Wolff, supposons-le constitué. Il commence alors à subir un mouvement de
translation qui le porte progressivement dans la
profondeur des tissus de l'embryon, et c'est ainsi que
chez le poulet, à la soixantième heure de l'incubation, on le trouve situé dans la partie centrale du
germe uro-génital, tout contre la limite interne de la
fente pleuro-péritonéale. Le germe uro-génital présente alors un bord externe légèrement bombé
qui fait saillie dans la fente pleuro-péritonéale.
C'est aussi à ce moment que les replis amniotiques
émanés de l'ectoderme, arrivent au contact l'un de
l'autre, et produisent l'occlusion de la poche des
eaux.

Vers la centième heure de l'incubation, toujours
dans l'embryon de poulet, le travail de translation
du canal de Wolff s'est complètement effectué, et
après s'être un instant accolé à l'intestin primitif au
niveau de la chambre cloacale, il finit par y dé-
boucher.

D — *Développement du Parenchyme Wolffien ou Corps de Wolff.*

C'est seulement lorsque le canal de Wolff s'est complètement développé et a débouché dans le cloaque qu'on voit apparaître la portion glandulaire du corps de Wolff ou parenchyme wolffien du rein primitif. Ce parenchyme, formé par des tubes en cœcum et d'apparence glandulaire, est en connexion avec le canal de Wolff; et la direction transversale de ces tubuli, perpendiculaires à l'axe longitudinal du canal de Wolff, donne à l'ensemble de l'organe (corps de Wolff et canal de Wolff compris) l'aspect d'un peigne dont la portion centrale représenterait le canal, et dont les dents figureraient cette série de bourgeonnements en culs de sac.

Sur un embryon de lapin, arrivé au dixième jour de son développement, on peut fort bien observer cette disposition du parenchyme wolffien, sous forme d'une petite glande simple en forme de peigne. Bischoff, dont les études sur la matière ont été faites avec des embryons de chien, a vu une structure identique et l'a reproduite du reste dans ses ouvrages.

Les tubes en cœcum du corps de Wolff forment donc angle droit avec le canal de Wolff, et ils regardent la colonne vertébrale par leur extrémité borgne. Au premier aspect, ces tubes transversaux sembleraient correspondre aux protovertèbres ; cependant ils sont plus nombreux que ces dernières chez les mammifères ; d'après Bischoff il n'y en a pas tout-à-fait deux par vertèbre chez le chien ; d'après Kolliker, chez le lapin de dix jours, il y en a deux à trois.

La glande ne conserve pas longtemps cette simplicité de forme et elle devient bientôt un organe compact d'une grande vascularité. C'est qu'en effet il se développe rapidement dans le parenchyme wolffien un système de vaisseaux bipolaires artériels qui pénètrent le tissu dans les interstices que laissent entre eux les tubes en cœcum, et forment ainsi à leurs extrémités des îlots sanguins vaso-formatifs. On voit donc d'ici l'analogie qu'on peut établir entre cette espèce de glomérule de néo-formation du rein primitif et le glomérule de Malpighi du rein définitif.

Nous avons déjà dit dans le paragraphe ayant trait à l'anatomie descriptive du corps de Wolff qu'on pouvait distinguer dans sa portion glandulaire deux régions distinctes : une région supérieure ou sexuelle et une région inférieure ou urinaire. Toutefois, cette distinction admise surtout par Waldeyer, n'est pas acceptée par tous les embryologistes (Kolliker et Cadiat entre autres).

Les tubes du corps de Wolff présentent une portion ampullaire contenant le glomérule de Malpighi, une première portion cylindrique large et contournée, et une portion plus étroite rectiligne qui vient s'ouvrir dans le canal de Wolff. Ces deux dernières portions ne sont pas tapissées intérieurement par un épithélium identique : c'est ainsi que dans les tubes étroits et rectilignes qui débouchent dans le canal de Wolff les cellules épithéliales sont cylindriques, peu granuleuses et par conséquent plus claires, tandis que dans

les tubes contournés l'épithélium est aplati et à gra-
nulations foncées. Au point de communication des
tubes larges avec les tubes étroits, existe un épithélium mixte.

Les glomérules du rein primitif, par suite de leur
position à l'extrémité de tubes en culs de sac, sont
donc situés en dedans, c'est-à-dire du côté de la
colonne vertébrale et ils présentent un aspect différent
du reste de la portion glandulaire, par suite de leur
grande richesse en vaisseaux et en tissu conjonctif.
Comme dans tous les autres organes de l'économie
humaine, le tissu conjonctif joue encore ici le rôle de
tissu de soutènement et il forme la charpente de la
glande.

Le sang qui nourrit les corps de Wolff est fourni par
les branches des artères vertébrales postérieures (les
deux aortes primitives); puis quand l'aorte a pris
naissance, les vaisseaux wolffiens en proviennent directement. Chez l'homme et les mammifères il n'y a
guère que six ou sept branches artérielles ; elles sont
courtes, parallèles entre elles, un peu obliques de
haut en bas et de dedans en dehors et se répandent
dans le corps de Wolff en branches multiples, y pénétrant par son hile ou bord interne. C'est à Rathke
que revient l'honneur d'avoir montré le premier que
les artérioles wolffiennes, une fois arrivées dans l'organe, constituaient de véritables glomérules primitifs
analogues aux glomérules de Malpighi du rein définitif. Pourtant il n'y a pas enroulement de vaisseaux,
au véritable sens du mot, il existe simplement un
petit bouquet de divisions artérielles formant un

petit réseau capillaire. Follin, dans sa thèse inaugurale (Paris-1850) sur le corps de Wolff a contesté à tort l'existence de ces glomérules.

Nous avons vu la disposition du système artériel dans le corps de Wolff, le système veineux est très simple aussi. Primitivement le sang veineux wolffien rentre dans la circulation générale par les deux veines cardinales qui, de la queue de l'embryon, se rendent à la région du cœur. Les capillaires veineux émanent des glomérules primitifs. Plus tard, quand la veine cave inférieure est formée, c'est elle qui reçoit le sang venu des corps de Wolff par quatre branches inégales, chez les mammifères.

Telle est dans son ensemble la circulation générale du corps de Wolff. Après son étude, il est une chose qui frappe l'esprit : c'est la ressemblance anatomique et morphologique du rein primitif et du rein définitif.

Le développement des tubes en culs de sac qui forment la portion glandulaire du corps de Wolff, et leur mode d'abouchement avec le canal wolffien ont donné lieu à des opinions fort diverses.

1° *Mode de formation des canaux transversaux du corps de Wolff, indépendant du canal de Wolff.*

D'après Remak, sur l'embryon de poulet au troisième jour, on voit paraître sur le côté interne du canal de Wolff, à l'intérieur d'une mince couche de tissu embryonnaire qui forme une sorte de gaîne protéctrice au canal, une rangée, mesurant presque toute la longueur de la cavité abdominale, de corpuscules sphériques, d'abord solides et se transformant bientôt en vésicules creuses. Ces vésicules sont les rudiments des canaux transversaux tapissés d'épithélium des corps de Wolff nouvellement formés, et en s'allongeant elles viennent s'aboucher sur le canal de Wolff. En même temps, près de l'autre extrémité de ces vésicules, apparaît une deuxième rangée, de la même longueur que la première, de corpuscules sphériques, transparents, solides, formés de cellules et qui représentent les glomérules des corps de Wolff dans lesquels les vaisseaux ne se développent qu'au cinquième jour (thèse de Viault).

Pour Egli et Kölliker, d'après leurs études sur des embryons de lapin, les canaux transversaux du corps de Wolff se forment aux dépens du mésoderme et indépendamment du canal de Wolff.

2° Mode de formation des canaux transversaux du corps de Wolff, dépendant du canal de Wolff.

D'après Waldeyer (Ei und Eierstock, 1870), Foster et Balfour *(Eléments d'embryogénie,* 1874), et enfin Pouchet (*Développement des organes génito-urinaires* dans les *Annales de Gynécologie,* 1876), la formation des canaux transversaux du corps de Wolff est en relation intime avec le canal de Wolff ou pour mieux dire en dépend.

Tandis que la plupart des anciens embryogénistes faisaient naître ces tubes, d'une manière indépendante, dans l'intérieur du feuillet moyen pour s'unir plus tard seulement au canal de Wolff, Waldeyer et ceux dont nous venons de citer les noms ont vu que de la partie antérieure de chaque canal de Wolff et du côté interne, naissent à angle droit des diverticules qui s'allongent peu à peu, se tordent et forment des tubes terminés à leur extrémité libre par un glomérule vasculaire analogue au glomérule malpighien. Les corps de Wolff une fois formés consistent essentiellement, en effet, en une série de tubes contournés commençant par des glomérules vasculaires et venant s'ouvrir dans le canal de Wolff. Les vaisseaux des glomérules et ceux qui forment des réseaux autour des tubes semblent provenir aussi des cellules de la masse intermédiaire.

Par suite de leur disposition sinueuse ces tubes sont sectionnés sous divers angles lorsqu'on pratique des coupes, d'où le calibre en apparence inégal des orifices qui représentent la coupe de ces canaux. (Thèse de Viault).

M. le professeur Renaut *(Cours d'Anatomie générale*, juin 1879) a adopté la manière de voir de Waldeyer au sujet du mode de développement des tubuli qui constituent la portion glandulaire du corps de Wolff.

Nous ne pouvons mieux faire que de rapporter ses propres paroles : « Quand le canal de Wolff s'est « complètement développé et a débouché dans le « cloaque, on voit alors apparaître le parenchyme « wolffien qui consiste en une série de bourgeonne- « ments en culs de sac ou mieux de tubes en cœcum « non dichotomisés, ayant une direction transversale

« par rapport à l'axe du canal, et ayant pour point
« de départ le côté interne du même canal.

« Ces tubes en cœcum s'accroissent en longueur
« en pénétrant davantage dans la masse embryon-
« naire qui entoure le canal de Wolff, et leurs culs
« de sac regardent en dedans, c'est-à-dire du côté de
« la colonne vertébrale. Augmentant encore de lon-
« gueur, mais toujours en suivant une direction trans-
« versale, les tubes en cœcum finissent par prendre
« un aspect sinueux et labyrinthique. »

E. — *Quelques mots sur le Rein définitif.*

L'organe uropoiétique résistant ou Rein définitif
ne rentre point dans le cadre de notre sujet ; nous en
dirons seulement quelques mots en raison de la connexion anatomique qu'il présente, dans le commencement de la vie de l'embryon, avec le Rein primitif
ou corps de Wolff.

Chez un embryon de poulet, vers la centième heure
de l'incubation, le rein définitif commence à se révé-
ler par la production d'un petit bourgeon en cœcum
qui s'accroît lentement en suivant une direction paral-
lèle à celle du canal de Wolff. Or, c'est là le tractus
persistant, origine du canal urinifère et du bassinet.
A la fin du septième jour, il y a bourgeonnement entre
les deux canaux, et le canal de Wolff d'un côté, le
Rein définitif de l'autre, débouchent séparément
dans la chambre cloacale. Enfin, nous savons déjà
qu'à mesure que le Rein définitif s'accroît, le Rein
primitif s'atrophie.

CHAPITRE II

Développement du Canal de Müller

Sur des coupes exécutées perpendiculairement à
l'axe de l'embryon, on voit le corps de Wolff, formant une masse nettement circonscrite, faire, de
chaque côté du mésentère, une forte saillie dans la
cavité péritonéale. A sa surface libre, le corps de
Wolff est recouvert par un épithélium différent de
celui qu'on rencontre sur les autres surfaces limites
de la cavité pleuro-péritonéale : tandis que sur la surface interne des parois abdominales, sur le mésentère, sur la surface externe de l'intestin, etc., l'épithélium est mince et plat, revêtant déjà les caractères
de l'endothélium des séreuses, l'épithélium qui tapisse
la surface du corps de Wolff est formé de cellules
longues et cylindriques. Cette couche plus ou moins

épaisse de cellules cylindriques a reçu de Waldeyer le nom d'épithélium germinatif (en allemand keime-pithel), parce que c'est elle qui, par deux processus en apparence très différents, mais qui sont au fond de même nature, donnera lieu à la formation de la trompe (canal de Müller) d'une part, et à celle des ovaires avec leurs ovules d'autre part.

Eh bien, c'est sur la face externe du corps de Wolff que se développe le canal de Müller qu'on appelle encore canal sexuel.

D'après Waldeyer, vers la fin du quatrième jour de l'incubation, il se forme chez l'embryon du poulet un pli longitudinal de l'épithélium germinatif qui s'enfonce progressivement dans le tissu connectif de la partie latérale externe du corps de Wolff. Ce pli détermine en s'enfonçant ainsi un véritable sillon, et le sillon tend à s'isoler bientôt de la couche épithéliale superficielle. Le processus évolutif se continuant, les parois du sillon se recourbent l'une vers l'autre, entrent en contact et s'unissent. Voilà donc le canal de Müller constitué; en somme, ce n'est qu'une invagination de l'épithélium germinatif, de même que le canal médullaire de l'embryon n'est qu'une invagination de l'ectoderme ; seulement, dans l'un et l'autre cas, ces invaginations se sont définitivement séparées, par les espèces de ponts de substance dûs à l'adossement réciproque de leurs parois, du tissu primitif qui leur avait donné naissance.

Tel est le mode de formation du canal de Müller pour Waldeyer, Foster et Balfour, mais cette opinion n'a pas été adoptée par tous les embryologistes, d'autres auteurs ayant cru observer un développement différent.

C'est ainsi que Bornhaupt et Sernoff chez le poulet, Egli et Kolliker chez le lapin, Braun chez les reptiles, considèrent le canal de Müller comme formé par la simple involution d'une petite portion de l'épithélium pleuro-péritonéal qui s'accroît en se portant de haut en bas dans le mésoderme, entre le canal de Wolff et l'épithélium germinatif. On sait que la divergence entre ces auteurs et Waldeyer serait au fond assez peu considérable puisque le canal sexuel provient aussi pour eux de l'épithélium germinatif (Thèse de Viault).

A l'extrémité antérieure de l'embryon, c'est-à-dire en haut, le pli longitudinal, formé par l'invagination de la couche épithéliale superficielle ou keimepithel, ne se ferme pas, et le tube de Müller reste largement ouvert en ce point : ainsi se trouvent constitués la trompe et son pavillon.

A l'extrémité postérieure de l'embryon, c'est-à-dire en bas, au point où l'épithélium germinatif manque, le sillon qui doit constituer le canal se transforme par invagination en un cordon d'abord plein, puis creux. qui se fraie un chemin dans le mésoderme, et qui, le septième jour, paraît enfin s'unir au canal de Wolff, tout près du point où celui-ci s'ouvre dans la chambre cloacale. Plus tard, cet état de chose se modifie : le canal de Müller s'ouvre directement dans le cloaque sans s'unir préalablement au canal de Wolff. Son orifice est alors placé un peu au dessus de celui du canal wolffien, entre celui-ci et l'ouverture dans le cloaque de l'uretère.

CHAPITRE III

De l'évolution de la glande génitale primitive vers le type mâle ou vers le type femelle.

Isidore Geoffroy-Saint-Hilaire, Jean Müller et Leukart avaient pensé que l'embryon des vertébrés supérieurs était primitivement dans l'état d'indifférence sexuelle, c'est-à-dire qu'il n'était ni mâle ni femelle.

De Blainville, Meckel et Rosenmüller, basant leur jugement sur une certaine ressemblance des organes génitaux externes, croyaient que tous les embryons commençaient par être du sexe féminin.

Knox, enfin, s'appuyant sur des vues théoriques, écrivit que l'embryon humain est d'abord mâle et femelle, et qu'il ne garde ensuite que l'un ou l'autre sexe.

Waldeyer a démontré depuis que cette hypothèse était juste, et qu'en effet, l'embryon, à une époque peu avancée de son développement, portait véritablement en lui l'ébauche des deux sexes.

Ainsi donc, originellement, la glande génitale primitive de l'homme et des animaux supérieurs est hermaphrodite, au véritable sens du mot.

Nous avons vu que c'était sur la face externe du corps de Wolff que se formait le canal de Müller par invagination progressive du keimepithel de Waldeyer; c'est sur la face interne du corps de Wolff, au contraire, qu'apparaîtra le premier rudiment de la glande génitale primitive, sous forme d'une petite proéminence revêtue d'une couche très épaisse d'épithélium germinatif. Cet épaississement épithélial est tout-à-fait caractéristique et se rencontre aussi bien chez l'embryon qui évoluera dans la direction du sexe femelle, que chez celui qui deviendra mâle. A ce moment on aperçoit, au milieu de l'épithélium germinatif, des cellules particulières remarquables par leur forme sphérique, leur noyau très développé, leur nucléole facilement visible; ces cellules sphériques ne sont autre chose que les premiers ovules formés ou ovules primordiaux, et on les rencontre, chose remarquable, aussi bien dans l'épaississement épithélial de la future glande mâle que dans celui de la future glande femelle.

Avant d'entrer plus avant dans l'étude de l'évolulution de la glande génitale suivant les sexes, nous devons dire que presque tout ce qui va suivre sur cette question, est textuellement emprunté à l'excellente monographie de Mathias Duval sur le développement des ovaires, dans le *Nouveau dictionnaire de Médecine et de Chirurgie pratiques* ; et nous faisons cet emprunt d'autant plus volontiers, que nulle part nous n'avons rencontré une exposition aussi claire et aussi complète.

Ainsi, vers la fin du cinquième jour de l'incubation chez le poulet, à une époque qu'il est plus difficile de préciser pour l'embryon des mammifères, mais qui semble correspondre, chez l'homme, à la fin du premier mois de la vie intra-utérine, la glande génitale est, aussi bien chez le futur mâle que chez la future femelle, représentée par une saillie de la face interne du corps de Wolff, saillie formée par un épaississement du tissu conjonctif embryonnaire, en rapport par sa face profonde avec les tubes de la partie sexuelle du corps de Wolff, et recouvert à sa superficie par un épithélium germinatif très développé avec ovules primordiaux inclus. Enfin, les deux sexes présentent aussi, en dehors du corps de Wolff, deux canaux distincts, le canal de Wolff et le canal de Müller.

Nous sommes donc en présence d'une glande sexuelle, représentant le type de l'hermaphrodisme parfait, puisqu'elle contient à la fois et des éléments mâles et des éléments femelles ; voyons maintenant comment elle va se comporter suivant son évolution vers le type testicule ou vers le type ovaire.

1º *Evolution de la glande génitale primitive vers le type testicule.*

Si la glande sexuelle doit évoluer selon le type testicule, on observe tout d'abord une rapide atrophie de l'épithélium germinatif correspondant, et la disparition des ovules primordiaux qu'il contenait ; puis quand l'épithélium germinatif est en pleine voie d'atrophie, on observe dans l'épaississement sous-jacent du tissu conjonctif embryonnaire, la formation de tubes qu'on s'accorde à considérer comme les futurs tubes séminifères du testicule, et qui se mettent en effet en connexion avec les tubes en cœcum de la partie sexuelle du corps de Wolff, partie qui représente dès lors l'épididyme ; la partie urinaire du corps de Wolff s'atrophie et ne laisse comme traces que le corps innominé de Giraldès ou paradidyme de Waldeyer, et un peu plus bas, le Vas aberrans de Haller ; le canal de Wolff devient canal déférent ; quant au canal de Müller, il s'atrophie et ses deux extrémités seules subsistent, sous forme d'organes rudimentaires, incompréhensibles sans le secours des données embryologiques ; son extrémité supérieure forme l'hydatide de Morgagni, petite vésicule placée au-dessus de la tête de l'épididyme ; son extrémité inférieure forme, en se réunissant à celle du côté opposé, l'utricule prostatique qui s'ouvre au sommet du verumontanum.

2º Evolution de la glande génitale primitive vers le type ovaire.

Si, au contraire, la glande sexuelle doit évoluer selon le type ovaire, l'épithélium germinatif qui la recouvre prend un développement de plus en plus considérable et les ovules primordiaux s'y montrent plus abondants. C'est là, en effet, que se formera la trame de l'ovaire, dont nous n'avons pas à envisager ici les transformations diverses.

Nous avons vu que chez le fœtus mâle le canal de Müller s'atrophie et disparaît, ne laissant aucune trace de son existence que deux extrémités réduites à des organes rudimentaires et problématiques en dehors des notions embryologiques. Chez la femme, au contraire, le canal de Müller subsiste, s'accroît et devient finalement la trompe de Fallope. Son extrémité supérieure reste ouverte et constitue le pavillon de la trompe. Les deux extrémités inférieures des deux canaux de Müller constituent en se soudant l'une à l'autre l'utérus et la partie supérieure du vagin, encore appelé vagin utérin ou vagin interne.

En résumé, les deux extrémités inférieures des canaux de Müller parcourent successivement les trois phases suivantes : primitivement elles sont complètement séparées l'une de l'autre ; puis elles se rapprochent et finissent par s'accoler sur la ligne médiane par leur face interne ; enfin la fusion devient complète et s'opère par la disparition ou plutôt la résorption de la cloison intermédiaire qui résulte de cet accollement.

Quant au corps de Wolff, divisé en deux parties, il s'atrophie, chez la femme, complètement et non partiellement comme chez l'homme. 1° La portion sexuelle dont les canaux venaient jusqu'au contact du tissu conjonctif de l'ovaire n'est plus représentée chez l'adulte que par une série de tubes atrophiés, formant ce qu'on appelle le corps de Rosenmüller et placé dans les ligaments larges, auprès du bulbe ovarien, mais renfermé, chez quelques animaux (vache et chienne, par exemple) dans la trame même de l'ovaire. Le corps de Rosenmüller, reste de la partie sexuelle du corps de Wolff chez la femelle, est donc l'homologue de l'épididyme du mâle : c'est pourquoi Waldeyer a proposé de donner au corps de Rosenmüller le nom d'Epoophore pour exprimer sa correspondance avec l'Epididyme. — 2° La portion urinaire du corps de Wolff s'atrophie en laissant comme reste un corps analogue au corps de Rosenmüler, mais placé dans la région moyenne ou interne du ligament large, vers le pédicule de l'ovaire (ligament tubo-ovarique), et connu sous le nom de Paraovaire (His). Enfin, chez les femelles de quelques mammifères (chez la truie), du paraovaire part un canal, connu sous le nom de canal de Gaentner, qui longeant les cornes utérines, va se perdre sur les côtés du vagin ; ce canal représente le reste du canal de Wolff.

A présent que, grâce à l'excellente monographie

de Mathias Duval, nous connaissons parfaitement l'évolution de la glande génitale primitive vers l'un ou l'autre sexe, il nous est très facile de faire un tableau résumé de la formation des diverses parties de l'appareil génital interne : 1° dans le sexe masculin ; 2° dans le sexe féminin.

Enfin, en dernière analyse, en même temps qu'une figure schématique, due encore à Mathias Duval, nous donnerons un tableau homologique des organes génitaux internes de l'homme et de la femme.

IV

TABLEAU

RÉSUMANT LE DÉVELOPPEMENT DE L'APPAREIL GÉNITAL INTERNE
CHEZ L'HOMME

Glande sexuelle primitive. . . . . . . Testicule.

Portion supérieure ou sexuelle du corps de Wolff.	Conduits séminifères. Tête et corps de l'épididyme.
Portion inférieure ou urinaire du corps de Wolff.	Corps innominé de Giraldès ou Paradidyme. Vas aberrans de Haller.
Canal de Wolff.	Canal déférent ou spermiducte.
Extrémité supérieure du canal de Müller	Hydatide pédiculée de Morgagni.
Portion moyenne du canal de Müller.	Atrophiée chez l'homme ; — forme le prolongement de l'utricule prostatique chez le castor.
Extrémité inférieure du canal de Müller	Utricule prostatique.
Orifice inférieur du canal de Müller.	Orifice de l'utricule ou Veru-montanum.

V

TABLEAU

RÉSUMANT LE DÉVELOPPEMENT DE L'APPAREIL GÉNITAL INTERNE
CHEZ LA FEMME

Glande sexuelle primitive............Ovaire.

Portion supérieure ou sexuelle du corps de Wolff........	Corps de Rosenmüller ou Époophore (Waldeyer).
Portion inférieure ou urinaire du corps de Wolff........	Paraovaire ou Paroophoron (Waldeyer).
Canal de Wolff.	Atrophié chez la femme; — forme chez quelques mammifères le canal de Gaertner.
Extrémité supérieure du canal de Müller	Pavillon de la trompe.
Portion moyenne du canal de Müller..............	Trompe de Fallope ou Oviducte.
Extrémité inférieure du canal de Müller.............	Utérus; — Vagin utérin ou vagin supérieur ou vagin interne.
Orifice inférieur du canal de Müller..............	Orifice hyménial.

1° SCHÉMA DE L'HOMOLOGIE

DES ORGANES GÉNITAUX INTERNES DANS LES DEUX SEXES

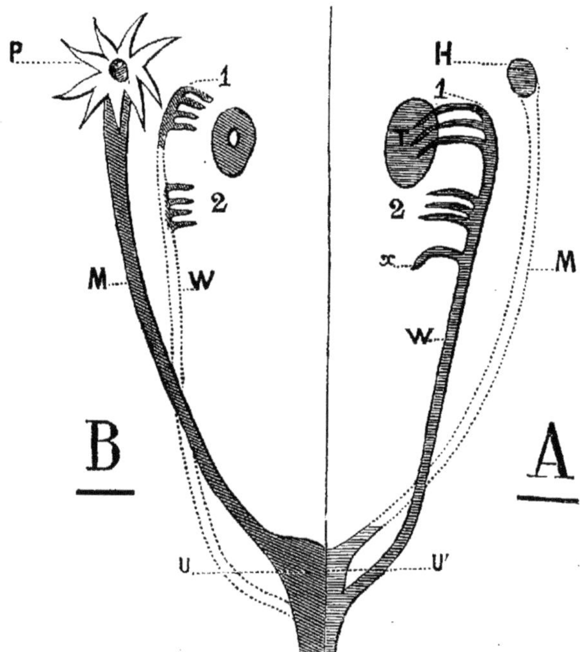

LÉGENDE EXPLICATIVE

A — Organes génitaux internes mâles.

T, testicule; — *W*, canal de Wolff; — *M*, canal de Müller; — *H*, hydatide de Morgagni; — *U'*, utricule prostatique; — *1*, épididyme; — *2*, corps de Giraldès; — *X*, vas aberrans de Haller.

B — Organes génitaux internes femelles.

O, ovaire; — *W*, canal de Wolff; — *M*, canal de Müller; — *P*, pavillon; — *U*, utérus.

1, corps de Rosenmüller ou Époophore (Waldeyer); — *2*, Paraovaire ou Paroophoron (Waldeyer).

2° TABLEAU HOMOLOGIQUE

DES ORGANES GÉNITAUX INTERNES DE L'HOMME ET DE LA FEMME

HOMME	FEMME
Testicule.	**Ovaire.**
Conduits séminifères. Tête et corps de l'épididyme.	Corps de Rosenmüller ou Epoophore (Waldeyer).
Corps de Giraldès ou Paradidyme (Waldeyer) — Vas aberrans de Haller.	Paraovaire de His ou Paroophoron (Waldeyer).
Canal déférent ou spermiducte	Canal de Gaertner (chez quelques mammifères).
Hydatide pédiculée de Morgagni.	Pavillon de là Trompe.
Chez l'homme, il ne reste aucuns vestiges de la portion moyenne du canal de Müller.	Trompe de Fallope ou Oviducte.
Utricule prostatique.	Utérus — Vagin utérin ou vagin interne ou partie supérieure du vagin.
Ouverture de l'utricule ou Verumontanum.	Orifice hyménial.

Tel est, en somme, l'ensemble des Homologies

entre les organes génitaux internes de l'homme et les
organes génitaux internes de la femme, que les nombreuses données fournies par l'Embryologie et l'Anatomie comparée ont permis d'établir d'une façon
indéniable et certaine.

Imp. A. WALTENER et Cie rue Belle-Cordière, 14, Lyon.

INDEX BIBLIOGRAPHIQUE

Arloing. — Etude sur les organes génitaux du lièvre, du lapin et du époride, Journal d'anatomie de Ch. Robin. 1868.

Balbiani. — Leçons sur la génération des vertébrés, 1879.

Balfour et Sedgwick. — On the existence of a Head-Kidney in the Embryochick, etc. Studies fr. the morpholog. Laboratory of Cambridge, 1880.

Banks. — On the Wolffian bodies and their remains in the adulte. Edinburgh, 1864.

Beauregard — Contributions à l'étude du développement des organes génito-urinaires. Thèse de Paris, 1877.

Beigel. — Zur Entwickelungsgeschichte der Wolff'schen Korpers beim Menschen. Centralbl. f. d. medic. Wissensch. n° 27.

Bischoff. — Développement de l'homme et des mammifères dans l'Encyclopédie anatomique, traduction Jourdan, 1843.

Bornhaupt. — Untersuch. über Entwick. der Urogenitalsystem beim Hühnchen, Riga, 1867.

Braun. — Urogenitalsystem der Reptilien. Arb. aus d. zool, zoot. Institut in Würsburg, IV.

Burdach. — Traité de physiologie, t. III.

Coste. — Recherches sur le corps de Wolff dans les Annales des Sciences naturelles, t. xiii, 1840.

Coste. — Histoire du développement des corps organisés, 1847-1859.

Courty. — Annales cliniques de Montpellier, 1855. Des différences que présente l'organisation du corps humain dans les deux sexes.

Dupont. — Etude sur le développement des organes génito-urinaires. Thèse de Paris, 1877, n° 528.

Dursy. — Ub. d. Bau d. Urnieren d. Menschen und der Saügethiere. Henle's und Pfleufer's Zeitsch. f. ration. Medic., 1865.

Egli. — Beitrag. z. Entwick. d. Geschlechtsorgane beim Kaninchen. Inaug. dissert., Zürich, 1876.

Follin. — Recherches sur le corps de Wolff, thèse de Paris, 1850.

Foster et Balfour. — Eléments d'embryogénie, 1874.

Fürbringer. — Urogenitalsystem d. Wirbelth. Morphologisches Jahrbuch, 1878.

Gaertner. — In Meckel's Archiv., 1822.

Gasser. — Entwick. d. Wolff'schen Ganges. Archiv. f. mikrosc. Anat., xiv.

Goette. — Die Urnieren. In Entwick. des Unke, Leipsick, 1875.

Giraldès. — Sur le corps innominé. Bulletin de la Société anatomique de Paris, 1857, p. 789.

Giraldès. — Recherches anatomiques sur le corps innominé. Journal d'anatomie et de physiologie de Brown-Sequard. 1861, t. iv.

Hensen. — Beobacht. über Befrucht und Entwick. d. Kaninchens. Zeitsch. f. Anat. und Entwick. von His und Braun, 1876.

His. — Beobacht. über Bau. d. Saügethiere Eierstockes. Max Schultze's Archiv., 1865.

His. — Untersuch. über der erste Anlage d. Wirbelthierleibes 1868.

Huxley. — Eléments d'anatomie comparée, traduction française. Paris, 1878.

Isidore Geoffroy Saint-Hilaire. — Traité de Tératologie, t. II. Paris, 1836.

Jacobson. — Die Oken'sche Körper, Meckel's Archiv., VIII, 1830.

Kobelt. — Der Nebeneierstock des Weibes, 1847.

Kölliker. — Entwickelungsgeschichte der Menschen und der höheren Thiere. — Leipsick, 1861.

Kowalesky. — Die Bildung der Urogenitalanlage (des Wolff'schen Ganges beim Hühnerembryonen. Warschau, 1875.

Kupffer. — Untersuch. über d. Entwick. d. Harn-u. Geschlechtssystems. Archiv. f. mikrosc. Anat., II, 1866.

L. Lowe. — Uber d. sog. Morgagnische od. ungestielte Hydatide, Archiv. f. mikrosc. Anat.. 1878

Mathias Duval. — Article Ovaires, dans le *Nouveau Dictionnaire de médecine et de chirurgie pratiques*.

Müller (J.). — Uber die Wolff'schen Korpers der Frosche und Kroten. Meckel's Archiv., 1829.

Müller (J.) — Die Bildungsgeschichte d. Genitalien, 1830.

Oken et Kieser. — Beitr. z. vergl. Zool. Zoot. und Phys., Bamberg, 1806.

Pouchet. — Etude sur le développement des organes génito-urinaires *(Annales de Gynécologie*, 1876).

Rathke. — Uber d. Bildung d. Samenleiter, etc. Meckel's Archiv., 1832.

Remak. — Untersuch. über Entwick. d. Wirbelthiere, 1851-1856.

Renaut. — Cours d'Anatomie générale fait à la Faculté de médecine de Lyon, pendant le semestre d'été de l'année scolaire 1878-79.

Robin (Ch.). — Leçons sur l'origine embryogénique des éléments et des systèmes organiques, p. 8, 1875.

Romiti. — Eierstock und Wolff'sch. Gang. Arch. f. mikrosc. Anat., X. 1873.

Rosenmüller. — Quædam de ovariis embryonum et fœtuum humanorum. Lipsiaœ, 1802.

Rouget. — Recherches sur le type des organes génitaux et de leurs appareils musculaires. Paris, 1855.

Rouget. — Evolution comparée des glandes génitales mâle et femelle chez les embryons des mammifères; Comptes rendus de l'Académie des Sciences, 1879.

Schenk. — Lehrbuch der Vergleich. Embryologie der Wirbelthiere. Wien, 1874.

Sedgwick. — Development of the kidney, quat. journ. of microsc. science, 1880.

Sedgwick. — Development of the Kidney in relation to the Wolffian body in the chick. — Quat. journ. of microsc. science, 1880. — Cambridge university.

Semper. — Das Urogenitalsystem der Plagiostomen. Leipsig, 1875.

Spengel. — Das Urogenitalsystem der Amphibien. Arbeit. a. d. zool. zoot. Institut in Würsburg, III, 1876.

Sernoff. — Centralblatt f. medicin. Wissenschaft, 27 juin 1874.

Viault. — Du corps de Wolff. Thèse d'agrégation (section d'anatomie et de physiologie), soutenue à la Faculté de médecine de Paris le 23 juillet 1880.

Waldeyer. — Ei und Eierstock. 1870.

Wolff.— Theoria generationis.— Dissertation inaugurale, Halle, 1759.

Wolff.—De formatione intestinorum, Observationes in ovis incubatis institutæ.—(Novi comment. Petropolit. 1767-1768, XII et XIII).